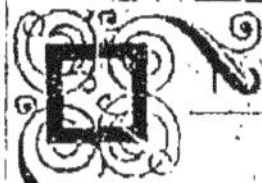

DE

L'HOMŒOPATHIE

DE SA DOCTRINE

DE SES PRESCRIPTIONS

ET DU RÉGIME A SUIVRE

PENDANT LE TRAITEMENT

DES MALADIES AIGUES OU CHRONIQUES

PAR

LE DOCTEUR PERRUSSEL

ET

D. DE MONESTROL

MEMBRES DE LA SOCIÉTÉ GALLICANE DE MÉDECINE HOMŒOPATHIQUE
DE PARIS; DE L'ACADÉMIE ET DE L'ASSOCIATION
HOMŒOPATHIQUE DE TURIN, ETC.

2ᵉ ÉDITION.

Prix : 1 franc.

PARIS

CHEZ J.-B. BAILLIÈRE

LIBRAIRE DE L'ACADÉMIE DE MÉDECINE

RUE HAUTEFEUILLE, 19.

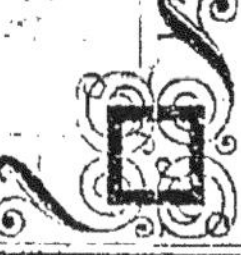

1853

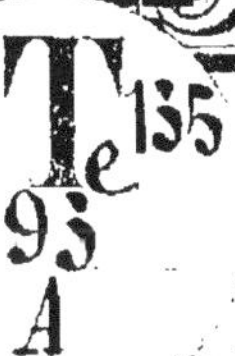

DE

L'HOMOEOPATHIE

DE SA DOCTRINE

ET DE SES PRESCRIPTIONS.

DE

L'HOMŒOPATHIE

DE SA DOCTRINE

DE SES PRESCRIPTIONS

ET DU RÉGIME A SUIVRE

PENDANT LE TRAITEMENT

DES MALADIES AIGUES OU CHRONIQUES

PAR

LE DOCTEUR PERRUSSEL

ET

D. DE MONESTROL

MEMBRES DE LA SOCIÉTÉ GALLICANE DE MÉDECINE HOMŒOPATHIQUE
DE PARIS ; DE L'ACADÉMIE ET DE L'ASSOCIATION
HOMŒOPATHIQUE DE TURIN, ETC.

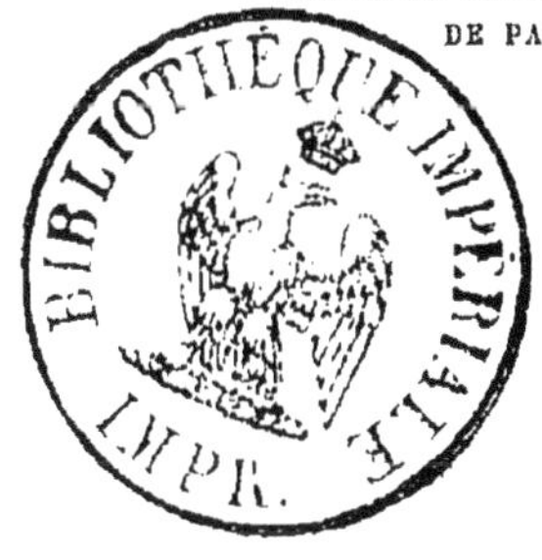

5e ÉDITION.

PARIS

CHEZ J.-B. BAILLIÈRE

LIBRAIRE DE L'ACADÉMIE DE MÉDECINE

RUE HAUTEFEUILLE, 19.

1853

Lille.—Imp. Vanackere.

DE

L'HOMOEOPATHIE

DE SA DOCTRINE

ET DE SES PRESCRIPTIONS.

I

CE QUE C'EST QUE L'HOMŒOPATHIE.

Similia similibus curantur.

La santé est le premier des biens, ou pour mieux dire tous les autres biens ne sont rien sans elle.

Malade, le riche ne saurait jouir des faveurs dont la providence l'a comblé, ni remplir la mission et les devoirs que ces mêmes faveurs et sa position lui imposent ; travailler au bonheur des autres, et verser sur eux le trop plein des richesses dont il n'est que le dépositaire.

Malade, le pauvre ne saurait gagner sa vie, pourvoir aux besoins de sa famille, s'assurer un abri pour ses vieux jours, remplir les devoirs qui, à lui aussi, lui incombent.

Ni l'un ni l'autre ne peuvent s'occuper d'agrandir leurs connaissances, d'élever leur intelligence ; les souffrances physiques paralysent les élans de l'âme.

Quoi de plus naturel donc que de s'intéresser à tous les progrès que peut faire l'art de guérir ? — Nous ne sommes plus au temps où les sciences étaient le privilége exclusif de quelques-uns ; où, gardées sous des noms mystérieux, la connaissance en était interdite aux profanes. Aujourd'hui, la diffusion de toute science est devenue obligatoire ; c'est un bien dont le savant a seulement le dépôt, mais à la condition de répandre autour de lui, comme la source, les trésors qui lui sont confiés.

La découverte de la vérité n'est pas donnée à tous ; mais tous sont dans l'obligation, quand ils connaissent la vérité, de chercher à la faire connaître aux autres.

C'est dans ce but que ces quelques pages sont écrites.

Il y a soixante ans environ qu'une nouvelle doctrine médicale a surgi ; depuis ce temps elle a grandi chaque jour ; et chaque jour de nouveaux adeptes lui arrivent.

Cependant, dans le monde en général, on ne se forme pas de cette découverte une idée bien précise ; et la calomnie use largement de cette circonstance. Pour imposer silence à celle-ci, pour éclairer ceux-là, et pour répondre en même temps aux objections intéressées de certains critiques, nous pensons qu'il suffit d'exposer simple-

ment, et le plus succinctement possible, les
bases de la nouvelle doctrine, *les points
qui lui sont communs avec l'ancienne
médecine, ceux sur lesquels elle en diffère
complétement, et ceux qu'elle prétend
réformer.*

L'Homœopathie est la doctrine médicale
qui a pour base *la loi des semblables*. Elle
affirme que la vertu curative des diverses
substances médicamenteuses réside toute
entière dans la propriété qu'ont ces substances de produire, (à certaines doses),
chez l'homme en état de santé, des symptômes *semblables* à ceux que l'on observe
dans les affections morbides, contre lesquelles ces mêmes substances peuvent être
employées avec succès.

L'Homœopathie ne méconnaît nulle-
ment, ainsi qu'on l'a prétendu, les ser-
vices rendus à la science par les hommes
éminents qui se sont occupés jusqu'à ce
jour *d'anatomie, de physiologie et de
chirurgie;* elle reconnaît au contraire que

leurs travaux sont les seuls qui, dans l'art
de guérir, constituent véritablement un
progrès ; et elle les adopte avec autant
d'empressement, qu'elle en met à rejeter
la thérapeutique de l'ancienne médecine.

C'est à S. HAHNEMANN que l'on doit la
découverte et la formule de la loi des semblables ; quoique depuis le commencement
du monde, peut-être, le principe en fut
appliqué, qu'il ait continué de l'être et le
soit encore tous les jours, même par les
adversaires de l'homœopathie, qui lui
apportent ainsi, sans s'en douter, de nouveaux arguments et de nouvelles preuves.

Il est de l'essence d'une loi d'être d'une
application générale, sans aucune exception ; c'est ainsi qu'est la loi, base de
l'homœopathie.

S'agit-il de souffrances morales : c'est en
mêlant ses larmes aux pleurs des affligés
qu'on les console. On rend moins vive la
douleur d'une pauvre mère en lui parlant
de son enfant perdu.

Au physique, c'est en frottant avec de la neige ou de la glace pilée un membre congelé qu'on y ramène la vie; tandis qu'un lit chaud, un bain tiède, la chaleur du foyer occasionneraient infailliblement la gangrène et la mort.

C'est avec quelques gorgées d'une boisson *chaude et stimulante* que l'on ranime le malheureux qui succombe sous l'excès de la chaleur ou l'ardeur d'un soleil brûlant, alors que la plus petite quantité d'une boisson froide produirait certainement de mortels désordres.

C'est au moyen du quinquina, qui lui-même occasionne une espèce de fièvre, du quinquina que les médecins de l'ancienne école donnent parfois pour rappeler une fièvre imprudemment coupée, disent-ils; c'est au moyen du quinquina que l'on traite et guérit certaines fièvres.

La vaccine ne préserve de la variole que lorsque les pustules qu'elle produit sont *semblables* dans leur forme, dans leur

période d'incubation, d'éruption, de sup-
puration et de dessication, aux pustules
de la variole elle-même.

Le mercure produit des effets tellement
semblables à ceux de la maladie, qu'il
guérit spécifiquement, que des praticiens
exercés s'y trompent.

L'iode donne lieu, par son abus, à
l'engorgement des glandes; et on l'emploie
avec succès pour combattre les mêmes
engorgements.

M. le docteur Padioleau a proposé,
l'année dernière à l'Académie de médecine,
l'emploi de la *noix vomique* contre les
vomissements : or, c'est à la propriété de
produire des vomissements que cette
substance doit son nom.

Mais il y a bien longtemps qu'Hippocrate
a dit que les *vomitifs guérissaient les
vomissements*.

Et plusieurs autres ont vanté les purgatifs comme moyen curatif de la diarrhée.

La *noix vomique* citée plus haut produit

la paralysie ; et les mémoires pleuvent à l'Académie pour prouver les effets curatifs de cette même noix vomique dans les affections paralytiques, etc..., etc...

On le voit, la loi des *semblables* proclamée par HAHNEMANN ne manque pas de preuves. Et c'est un triomphe qui n'appartient qu'à la vérité d'obliger ses adversaires même à la confesser.

II

CHOIX DES MÉDICAMENTS.

On peut définir, la *santé*, l'équilibre complet des forces vitales, d'où résulte la régularité dans les fonctions des divers organes.

Et la *maladie,* la perturbation de ces mêmes forces, produisant, comme conséquence, le trouble, le désordre dans une ou plusieurs des fonctions organiques.

Le trouble ou le désordre est alors le

signe sensible de l'atteinte reçue par le pouvoir vital.

Guérir, c'est rétablir l'ordre dans les fonctions organiques troublées.

Ainsi, une frayeur, une grande joie subite peuvent produire la syncope; les fonctions du cœur sont troublées, la circulation du sang perturbée, parfois même suspendue.

A la suite d'un violent accès de colère, un ictère survient; et les symptômes propres à cette affection nous donnent la preuve que les fonctions du foie, organe de la sécrétion biliaire, sont altérées.

Dans ces deux cas, pour guérir, il faut: là, rétablir les fonctions du cœur; ici, celles du foie, afin que le sang et la bile reprennent leur cours.

Mais pour agir sur un organe, il faut un médicament dont l'action puisse se faire sentir à cet organe; d'où la nécessité de l'expérimentation des médicaments.

Non point l'expérimentation faite sur

de pauvres malades : d'abord , parce que
le malheureux qui nous appelle réclame
de nous des lumières déjà acquises, et
et non pas des essais ; ensuite , parce que
les premières notions de physiologie nous
montrent les perceptions en l'état de
maladie si différentes de celles en l'état
de santé, qu'il est impossible d'accorder
` la moindre certitude à des observations
faites dans de pareilles conditions.

Le seul mode d'expérimentation ration-
nel est donc sur l'homme en santé, et c'est
le mode qu'emploie la nouvelle médecine;
là elle observe quels sont les symptômes ,
les phénomènes, qu'une substance médicinale produit, l'organe ou le système
d'organes qu'elle affecte principalement,
elle en tient note, afin d'employer ensuite
cette substance exclusivement dans les
cas où elle convient spécifiquement.

Ainsi l'homœopathie joint à une loi
certaine, positive, dans l'administration
des médicaments, un moyen positif et

certain de reconnaître la valeur du médicament avant de l'administrer.

Chez elle donc plus de place pour l'incertitude, pour le caprice, ou le système du médecin ; plus de ces contradictions qui font tant de tort à l'ancienne école, dans laquelle on est sûr , si l'on consulte vingt médecins, de trouver vingt avis différents : l'un indiquant les saignées et les débilitants au même malade auquel un autre conseillera les toniques et les stimulants, un troisième les antispasmodiques et les calmants, etc...

La doctrine de Hahnemann est donc ici l'unité mise à la place de la diversité ; la loi à la place du système ; la vérité avec sa certitude mise à la place du doute et de ses conséquences.

III

DOSES.

Le médicament connu déjà par l'expérimentation sur l'homme en état de santé, étant trouvé par la comparaison des effets qu'il détermine, avec les symptômes de la maladie qu'il s'agit de guérir, la nouvelle médecine enseigne que ce médicament doit être donné seul, sans autre mélange que celui qui peut avoir lieu avec un excipient non médicamenteux , comme le sucre de lait ou l'eau pure.

Le mélange de plusieurs médicaments est réprouvé par tous les bons esprits, même dans l'ancienne médecine. — Le docteur Buchan se moque de ses confrères « qui, dit-il, ne mettent plusieurs drogues « ensemble que parce qu'ils n'en savent « pas trouver une qui leur inspire assez « de confiance pour l'administrer seule ; « pensant ainsi faire avec plusieurs ce « qu'avec une seule ils ne sauraient « réaliser. »

Fourcroy est plus explicite encore, il dit : « que le mélange et la confusion des « médicaments est un des plus grands « obstacles que la médecine ait à sur- « monter pour son avancement... On « est dans l'habitude de prescrire plusieurs « substances à la fois dans les moindres « formules ; et lorsqu'un médicament « composé a produit un bon effet, il est « impossible de décider à *quelles sub-*

« *stances*, parmi celles qui entrent dans
« la composition, est dû cet effet. Il est
« donc nécessaire de n'employer qu'une
« substance à la fois. »

Après le choix du médicament, la dose
à laquelle il doit être donné est de la part
du médecin homœopathe le sujet d'une
attention toute particulière.

D'abord, qu'il soit bien entendu que
l'homœopathie, *comme doctrine*, est indépendante tout à fait de la question des doses.

Observer bien exactement tous les symptômes que présente un cas de maladie,
en étudier les causes, en chercher le
remède par la comparaison des effets déjà
connus de substances médicamenteuses,
choisir parmi ces substances celles dont les
effets correspondent entièrement au cas
actuel. Voilà la doctrine de Hahnemann
toute entière.

La question des doses peut être une
conséquence, un corollaire de la loi des
semblables, mais cette loi elle-même est

aussi indépendante de ces conséquences qu'elle est absolue dans son application.

Le médecin homœopathe emploie de très-petites doses, et cela pour plusieurs raisons:

1° Un médicament est un agent qui possède nécessairement une action plus ou moins perturbatrice à l'égard de l'organisme. Ainsi l'opium, le mercure, la belladone, l'iode, le plomb, le fer, le tartre stibié, le jalap, etc... Donnez des médicaments à haute dose à un homme bien portant, vous le rendrez malade. Quoi de plus naturel donc pour le médecin prudent, lorsqu'il est obligé de donner un médicament, que de le donner à la plus petite dose possible.

2° Que veut-on obtenir d'un médicament? Évidemment rien autre chose que la manifestation de son action par la guérison de la maladie à laquelle on l'oppose. Or, si pour cela une petite dose suffit, à quoi bon en donner une plus grande?...

La question des doses est une question

d'expérience, contre laquelle aucun raisonnement ne peut avoir de valeur.

Pourquoi ne donne-t-on qu'un quart de grain d'émétique pour faire vomir, et non pas 8 ou 10 grains ? Parce qu'on a observé qu'un quart de grain suffisait ; et que non-seulement une plus forte dose était inutile, mais même empêchait par fois l'effet désiré de se produire : c'est un fait connu de tous les médecins.

M. Bouchardat, dans son annuaire de 1850, page 66, écrit à l'occasion d'un mémoire de M. le docteur Devergie sur l'huile de cade : « Je ne saurais trop reproduire une observation que j'ai faite depuis longtemps : c'est qu'en thèse générale, *plus légère on applique la couche d'huile sur la partie malade, plus on obtient de meilleurs résultats.* »

Une substance ne cesse pas d'être elle-même, parce qu'elle est divisée même à l'infini ; car qui connaît les limites de la division de la matière ?

On sait qu'un grain de musc peut donner des émanations assez fortes pour saturer l'air renouvelé tous les jours d'un appartement ; et cela pendant un an, sans rien perdre de son poids.

Un seul grain d'indigo, dissous dans un hectolitre d'eau, la colore assez pour que dans chaque goutte d'eau on puisse reconnaître une parcelle de la substance colorante.

Quelques fleurs de tubéreuse, de syringa, mises dans un salon, après avoir donné la migraine à cent personnes, en rendront cent autres malades, sans avoir rien perdu pour cela de leur poids, de leur couleur, de leur forme, ni d'aucune de leurs propriétés.

Spellanzany a fait des expériences qui prouvent que certains fluides conservent leur puissance entière, même lorsqu'ils sont mélangés avec plus de deux milliards de fois leur poids d'eau.

Quelle est la forme et quel est le poids

de l'atome pestilentiel qui donne la mort?...
Quelle est le poids, la forme du miasme
cholérique? Qui l'a vu, qui l'a pesé? Et
celui de la variole, celui de la rougeole et
tant d'autres? Chose étrange, on croit à
la puissance des atomes; *on la reconnaît*
lorsqu'il s'agit de donner la maladie et la
mort, *et on la nie lorsqu'il s'agit de
guérir;* n'y a-t-il pas là contradiction
flagrante?

Malgré tant de preuves, *malgré l'expérience sur tout,* les adversaires de l'homœopathie, accoutumés qu'ils sont à administrer les drogues les plus actives, les plus
énergiques, en quantité considérable, ne
peuvent se faire à l'idée des petites doses ;
il faut bien s'appesantir sur ce sujet puisqu'il est de leur part le motif des objections
et des critiques les plus souvent répétées
et les plus absurdes.

Ainsi l'un de ces Aristarques croira
avoir trouvé un argument sans réplique
en proposant de prendre à la fois, (et

jusqu'à concurrence de la capacité de son estomac), *sic,* sans en être incommodé, toute une pharmacie homœopathique.

D'abord c'est reconnaître que les médicaments employés par l'homœopathie *ne peuvent pas nuire;* c'est, on en conviendra, un avantage que l'ancienne médecine ne partage pas avec la nouvelle.

En second lieu, (parlant d'une seule substance, et non d'un mélange, dont nul ne saurait d'avance dire les effets), ce serait une étrange proposition que de prétendre, de ce qu'une dose considérable d'une substance quelconque peut être supportée par un homme bien portant, qu'il en résulterait la preuve qu'une dose beaucoup plus petite de la même substance ne saurait avoir d'action en cas de maladie.

Pour se servir d'une comparaison aussi vulgaire que l'argument cité : dans l'état de santé, un homme peut prendre sans inconvénient autant de bon bouillon, de bon consommé, que la capacité de son estomac le permet; en résulte-t-il la preuve que, dans une autre circonstance, quelques cuillerées seulement de ce même consommé ne puissent rappeler à la vie un pauvre mourant?... Et, d'un autre côté, ne sait-on pas que ce bouillon si utile, donné intempestivement dans certaines maladies, pourra causer les plus graves accidents?

Qui ne sait donc que dans aucun cas on ne peut comparer l'état de santé à celui de maladie, lorsqu'il s'agit des sensations ou des susceptibilités de nos organes.

Un homme presque sourd hier, insensible aux bruits les plus aigus, tombe malade, et l'on ne peut parler, marcher dans sa chambre sans lui faire éprouver d'atroces douleurs et lui faire jeter les hauts cris...

Un autre était fort, robuste, énergique, et le voilà maintenant qui tombe en syncope, entre en convulsions, parce qu'on approche de lui avec une fleur odorante à la main... .

L'ophthalmique ne saurait aujourd'hui endurer le moindre rayon de ce jour qu'il recherchait hier avec bonheur.

Et que sont donc ce léger bruit, ce parfum fugitif, ce rayon lumineux pour l'homme bien portant?... Il en est de tout ceci comme des médicaments employés par le médecin homœopathe *, celui qui jouit d'une bonne santé pourrait certainement en prendre, sans en être incommodé, de larges doses ; mais vienne la maladie,

* Nous n'avons pas à traiter ici de la préparation des médicaments employés en homœopathie; seulement, pour répondre à cette observation, qu'ils se présentent tous sous la même forme et sous la même couleur, il faut qu'on sache que la méthode adoptée par *Hahnemann* , pour cette préparation, a pour résultat de rendre toutes les substances solubles dans l'alcool ou l'eau distillée, et que ce sont ces solutions *diverses* , quoique toutes incolores, qui servent ensuite à imbiber les globules qu'on donne aux malades.

avec elle se développera bientôt cette susceptibilité dont on dirait que l'ancienne médecine ne se doute pas, et les atomes auront acquis une puissance qui saura bien se manifester.

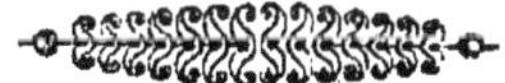

IV

PARALLÈLE ENTRE LES DEUX MÉDECINES.

Deux doctrines médicales se partagent le monde en ce moment : l'une, désignée sous le nom d'allopathie, marche depuis des siècles presqu'au hasard, tiraillée en tout sens par ses propres sectaires, et les systèmes les plus opposés.

Loin de nous cependant la pensée de nier le mérite de tant de savants qui depuis

Hippocrate se sont dévoués au soulagement de l'humanité souffrante.

Les noms d'Hervey, de Van-Helmont, d'Hoffmann, de Sydenham, de Stahl, de Boerhaave, de Tissot, de Bichat, de Barthez, de Broussais, de Pinel, de Laennec, de Récamier et tant d'autres, ne doivent être prononcés qu'avec respect et reconnaissance.—Et c'est là une raison de plus de nous faire regretter que l'absence d'une loi positive dans l'art de guérir, ait si souvent rendu inutiles leurs veilles et leurs travaux...

Car, enfin, parmi ces gloires de l'ancienne médecine on sait qu'il y a presqu'autant de systèmes différents que de noms... Et si Boerhaave, Bichat et Broussais se rencontrent, c'est pour avancer en termes différents, mais également précis; que la médecine tellé qu'elle est, telle qu'ils la connaissent, *a été jusque là plus nuisible qu'utile à l'humanité.*

Il est certain du moins que l'ancienne

médecine a bien apporté à l'humanité sa part de souffrances; et nous n'en voulons pour preuve que cet appareil de torture qui l'escorte et qui ferait honneur aux tourmenteurs du moyen âge : fer rouge, moxas, cautères, sétons, vésicatoires, saignées, sangsues, potions aussi repoussantes à la vue que dégoûtantes et nauséabondes; tout cela instruments avec lesquels BARTHEZ prétend « que le médecin « frappe aussi souvent sur le malade que « sur la maladie. »

Mettant le pauvre patient au supplice, *pour le guérir;* et stupéfiant avec l'opium le système nerveux pour calmer une douleur, comme on stupéfie un animal d'un coup de massue pour l'empêcher de se débattre et de crier.

Laissant après chaque traitement des traces trop souvent ineffaçables de son passage meurtrier; et toujours cet état de langueur, de faiblesse, qu'on nomme convalescence, et qui est dû certainement tout autant aux émissions sanguines, aux purgatifs débilitants, au traitement enfin qu'à la maladie...

Et encore que de malheureux sur lesquels *elle a tout essayé ! ! !...* et qu'elle a *abîmé de remèdes* sans les guérir !

L'autre doctrine est celle dont l'exposé a été le sujet de nos premières pages ; l'*homœopathie* se distingue de sa rivale, on l'a vu, par la possession d'une loi positive : celle des *semblables ;* loi si naturelle qu'on la trouve écrite partout ; loi dont ses adversaires mêmes sont obligés de reconnaître la vérité, puisqu'ils y ont si souvent recours. Loi d'unité qui ne laisse place à aucune dissidence ; et qui, par ses corollaires, conduit à un traitement plus prompt, plus certain, mille fois plus doux que celui de l'ancienne école.

Ici plus de tortures, plus de saignées, plus de vomitifs, si ce n'est pour se débarrasser d'un obstacle matériel ; plus de ces masses de drogues, dont l'administration s'est trouvé si souvent avoir des résultats pires que ceux qu'on pouvait craindre de la maladie ; mais des médicaments faciles à prendre, agissant puissamment quoique sans secousses, ne laissant après eux ni effet toxique, ni convalescence interminable, dans laquelle trop souvent le pauvre travailleur a vu s'achever la ruine commencée pendant la maladie.

Enfin pour terminer ce parallèle, partout où l'homœopathie a été employée, partout la statistique a constaté ses avantages sur sa rivale.

Dans les épidémies du choléra, où la moyenne des pertes de l'ancienne médecine a été de 50 à 60 pour cent, l'homœopathie n'a jamais eu le malheur d'en perdre 20.

Dans les maladies aiguës, la proportion en faveur de l'homœopathie est presque de la moitié.

Et dans les maladies chroniques, nombre de malheureux abandonnés comme incurables lui doivent journellement le rétablissement de leurs forces et la santé.

V

HYGIÈNE, DIÈTE ET RÉGIME.

L'hygiène est par elle-même absolue, et n'appartient pas plus, dans ses préceptes généraux, à un système qu'à tout autre.

Ainsi, éviter les excès en toutes choses; observer la propreté sur sa personne et dans ses vêtements; ne pas dormir ou séjourner dans les lieux humides, mal aérés, au voisinage d'émanations délétères, etc., tout cela est indépendant de toute doctrine médicale. Mais il est en outre quelques préceptes particuliers auxquels l'homœopathie attache une certaine importance, sans prétendre pour cela les revendiquer exclusivement. On les trouvera ci-après.

Ne pouvant s'empêcher de reconnaître les succès obtenus par les médecins homœopathes, on a prétendu attribuer ces succès en *entier* au régime prescrit avec tant de soin, dit-on, à chaque malade.

D'abord, s'il est possible de guérir les maladies avec seulement un régime, pourquoi l'ancienne école n'abandonne-t-elle pas tout son attirail de torture pour s'en tenir au régime seulement? S'il est possible de guérir avec un régime sagement prescrit, comment se fait-il que l'ancienne école soit restée si longtemps sans s'en apercevoir? Aurait-elle attendu l'homœopathie pour faire cette découverte?

Il y aurait dans un semblable aveu trop de modestie de la part de nos adversaires ; puis il est trop malheureusement vrai que le régime , bien que partie essentielle de tout traitement , ne saurait le remplacer en entier : soit que la maladie étant le produit d'un virus, d'un miasme, d'un poison, ne puisse céder qu'à l'antidote spécifique convenablement administré ; soit que la rapidité de sa marche rende illusoire tout ce qu'on pourrait attendre d'un moyen dont l'action ne peut se manifester qu'à l'aide d'un temps plus ou moins long.

Le régime prescrit par les médecins homœopathes ne guérit donc pas, mais aide à la guérison et la favorise.

Il ne peut être dit que peu de chose du régime en l'état de santé ; il faudrait d'ailleurs entrer dans des détails que cette esquisse ne comporte point ; car il peut subir tant de modifications, selon l'âge, le sexe, la constitution, les occupations journalières, etc., etc.

Généralement on peut dire du sommeil,

qu'il doit être suffisant pour rétablir les
forces, et que, prolongé au delà, il énerve,
engourdit, rend le corps et l'esprit pares-
seux, et de plus prédispose aux affections
congestionnelles et inflammatoires.

L'enfant a besoin de plus de sommeil
que l'homme fait, et celui-ci que le vieillard.

Les jeunes gens des deux sexes ne doivent coucher dans des lits ni trop chauds
ni trop mous; ils doivent se lever dès qu'ils
s'éveillent; pour tous, c'est une bonne
coutume que de se coucher et de se lever
de bonne heure.

L'exercice est de première nécessité; il
doit être pris en plein air autant que possible. Rien ne saurait être plus meurtrier
que la mauvaise habitude d'aller passer
dans un café, dans un estaminet ou dans
tout autre lieu où l'on est assis, dans une
atmosphère viciée par mille émanations
diverses, et la respiration d'un certain
nombre de personnes, les heures qui res-
tent au négociant, à l'homme de cabinet,

à l'employé, à l'ouvrier des fabriques après le travail de la journée.

Nourriture : *User de tout et n'abuser de rien* est un précepte général. L'homme, dans un état de santé parfaite, doit pouvoir user de tout ce que Dieu a destiné à l'alimentation de son espèce, dans de justes mesures, sans en souffrir. Cependant il existe des constitutions particulières pour lesquelles certaines choses sont nuisibles, c'est à chacun de s'observer à ce sujet, et d'être assez raisonnable pour s'abstenir.

L'enfant a besoin d'une nourriture saine, abondante sans être excitante.

L'adulte, celui qui travaille, doit trouver dans son alimentation les moyens de parer à une déperdition de forces plus ou moins considérable. — La nourriture destinée à l'homme de cabinet doit être plus légère que celle destinée à l'ouvrier des champs ou des ateliers. Chez celui-ci un peu plus de dépense en pot-au-feu de viande de boucherie, et un peu moins à l'estaminet, serait pour sa famille et pour lui-même une utile réforme.

Le vieillard a besoin de moins d'aliments, mais il les lui faut plus toniques, etc.

Boissons : Dans l'enfance, de l'eau pure ; chez l'adulte, du vin coupé avec de l'eau ou de la petite bière. Pour les vieillards, le vin généreux et pur, mais toujours en sage quantité.

Les vêtements doivent être en rapport avec les saisons ; dans les climats brumeux les vêtements de laine, plus ou moins légers, sont les meilleurs, ce sont ceux aussi qui exigent les soins d'une propreté plus minutieuse.

Doit-on parler des lotions habituelles, des bains de temps en temps, etc...?

Les soins de la bouche méritent une attention spéciale, on doit se rincer la bouche matin et soir, ainsi qu'après les repas ; le soir surtout, on débarrasse ainsi la bouche et les dents de substances qui, par leur séjour pendant le sommeil, ou pendant la nuit, acquièrent une espèce de putridité et prédisposent aux diverses affections gastriques.

Si les généralités suffisent dans l'état de santé, il n'en est pas de même en cas de maladie , ici deux indications sont à remplir :

1° Éloigner du régime du malade tout ce qui pourrait entraver ou empêcher l'action des médicaments.

2° Prescrire ce qui convient actuellement au malade, eu égard à son affection, à son âge, à son sexe, à sa constitution; selon le plus ou moins de gravité de son état, les accidents qui sont à prévoir, les crises ou réactions qu'on veut favoriser *, etc.

En même temps on défendra au malade

---

* Nous avons essayé de rédiger quelques exemples d'un régime gradué, du N° 1 à 6, tel qu'on peut le régler pendant le cours d'une maladie aiguë, jusques à la convalescence, et pendant le traitement d'une affection chronique. On trouvera ces exemples à la fin de ce chapitre.

l'emploi de toute substance médicinale,
(autre que celle actuellement prescrite),
soit à l'intérieur, soit à l'extérieur. —
Ainsi que les pratiques de l'ancienne
école : applications d'emplâtres, vésicatoires, mouches, sinapismes, cautères,
sétons, etc...

Nous devons placer ici une observation
importante, on trouve nombre de personnes chez lesquelles de vieilles habitudes
sont devenues, avec le temps, de véritables
et impérieux besoins. — C'est le café,
c'est le thé, c'est le tabac, ce sont des
remèdes pour tenir, dit-on, le ventre
libre, etc..., bien que tout cela ne soit
guère en rapport avec le régime indiqué
en homœopathie, il faut à cet égard agir
avec beaucoup de prudence, car il peut
y avoir danger parfois, surtout chez les
personnes âgées, à rompre trop brusque-
ment d'anciennes habitudes. — Dans ces
cas, (nous parlons pour le traitement des
maladies chroniques, dans les maladies

aiguës ces besoins cessent spontanément),
on doit procéder graduellement, obtenir
seulement une petite concession qui
deviendra plus importante peu à peu.
— Le thé sera fait plus léger, le café sera
mélangé de plus de lait, on fumera, on
prisera moins, etc.

En outre des médicaments et du régime,
ce qui entoure le malade sera l'objet de
soins particuliers; sa chambre sera tenue
propre et bien aérée, la température
en sera plutôt fraîche que trop chaude;
on en éloignera avec soin toute espèce
d'odeur aromatique ou médicamenteuse,
musc, camphre, etc...

Le corps du malade sera tenu très-
propre au moyen de lotions tièdes répétées
aussi souvent que le besoin s'en fera sentir.
Son linge sera fréquemment renouvelé,
etc...

Enfin on évitera tout ce qui pourrait
l'impressionner trop vivement, l'agiter ou
lui être pénible. — Les malades sont

parfois irritables, fantasques, bourrus;
on doit avoir beaucoup de pitié pour leurs
souffrances, beaucoup d'indulgences pour
leurs caprices ; il faut que leurs misères
même nous fassent redoubler pour eux de
soins et d'affection.

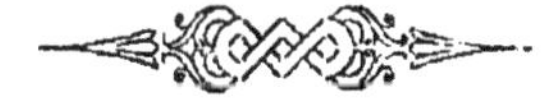

RÉGIME

Bouillon léger composé de parties égales de veau et de maigre de bœuf, de quelques carottes et d'un peu de sel, à donner par petite quantité, une, deux à trois fois par jour.

Eau d'orge, eau de gruau, eau panée, édulcorées avec du sucre ou du sirop de gomme *non aromatisé*.

Soins minutieux de propreté, tant sur

le malade que dans sa chambre, *où l'on ne souffrira aucune espèce d'odeur.* — Renouveler fréquemment , quoiqu'avec prudence, l'air de l'appartement.

Éloigner du malade tout sujet de trouble et de préoccupation.

L'eau d'orge semble avoir été considérée par Hippocrate comme la tisane par excellence, aussi attache-t-on une assez grande importance à sa confection.—Voici celle que le père de la médecine avait indiquée et qui reste considérée comme la meilleure.

On fait crever de l'orge ordinaire, de l'orge en paille, dans une certaine quantité d'eau, puis on prend une cuillerée à soupe de cet orge crevé, on le fait bouillir un quart d'heure dans un demi-litre d'eau, on laisse reposer, et cette décoction sucrée ou non sucrée est donnée froide ou chaude au malade selon ses désirs.

RÉGIME

N° 2.

Bouillon de maigre de bœuf, ou de volaille, avec des carottes et un peu de sel.

Légers potages au tapioka, au sagou, au salep, ou à la semoule.

Panades claires au sucre, ou bien avec un peu de beurre et de sel.

Eau pure, eau d'orge, eau de gruau, eau panée, édulcorées avec du sucre ou du sirop de gomme *non aromatisé*.

Prohibition de toute substance odorante dans l'appartement occupé par le malade.

Soins de propreté.

Renouvellement de l'air.

Éloignement de toute cause d'émotion vive, quelle qu'elle soit...

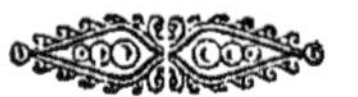

RÉGIME

Bouillon de bœuf ou de vieille volaille, avec des carottes et du sel.

Tapioka, sagou, salep, semoule ou vermicelle dans le bouillon.

Panades au sucre ou au beurre, avec ou sans jaune d'œuf.

OEuf frais à la coque.

Petite crème simple *sans aromates*.

Fruits cuits, gelée de pommes.

Petit biscuit à la cuiller, ou pain blanc léger en petite quantité. Eau pure, eau d'orge, eau de gruau, eau panée, édulcorées avec du sucre, du sirop de gomme simple, du sirop de cerises ou de framboises.

Soins de propreté.

Renouvellement de l'air.

Éloignement de toutes substances odorantes, de toutes causes d'émotions vives, etc...

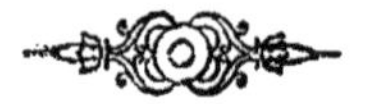

RÉGIME

N° 4.

Bouillon de bœuf ou de vieille volaille avec des carottes et du sel.

Potages au pain, au tapioka, au sagou, au salep, au vermicelle. etc., soit au bouillon, soit au lait.

Panades avec ou sans jaune d'œuf. Laitages. — crèmes à la fécule de pommes de terre, ou à la fleur de riz, *sans aromates.*

OEufs frais à la coque.

Gelées de viande simples.

Petites cotelettes de mouton grillées.
— Blanc de volaille , cervelles, ris de veau au beurre ou à la sauce blanche, *sans autres condiments* que du sel.

Fruits cuits, gelées de fruits, *la groseille exceptée.*

Eau pure, eau sucrée en mangeant , ou rougie avec un peu de vieux vin de Bordeaux , eau d'orge , eau panée , édulcorées avec du sucre, du sirop de gomme, de cerises ou de framboises.

Prohibition de toute substance odorante dans la chambre du malade.

Air souvent renouvelé.

Soins de propreté.

Éviter la fatigue et les émotions vives.

RÉGIME

Bouillon de bœuf ou de volaille avec des carottes et du sel.

Potages au pain, aux pâtes, aux diverses fécules. — Panades avec ou sans jaunes d'œuf. — Potages au lait.

Viandes grillées ou rôties, bœuf, mouton, volaille, pigeon. — Cervelles, riz de veau au beurre ou à la sauce blanche. — Gelées de viande.

Huîtres fraîches.—Poissons frais, truites, soles, merlans.

Légumes frais et doux, carottes, petits pois, choux-fleurs.

OEufs frais, à la coque, brouillés, ou pochés. Lait de poule.

Laitages de toute espèce.

Chocolat sans aromates.

Fruits cuits, gelées de fruits, *excepté de groseilles.* — Fruits crus *bien mûrs* en petite quantité, fraises, framboises, cerises, pêches, figues, raisins.

Préparation des aliments sans épices, sans aromates et sans acides.

Pour boisson : eau pure, eau rougie, eau panée, eau d'orge, eau de gruau, édulcorées avec du sirop de gomme, de cerises ou de framboises.

Promenade ; exercice au grand air si la température le permet.

Soins personnels.

Éviter la fatigue, les émanations de substances très-odorantes, et autant que possible les vives émotions.

RÉGIME

N° 6.

Potages gras ou maigres. — Potages au pain, aux pâtes, aux fécules, au riz, purées, panades, potages au lait.

Les potages ne doivent contenir ni céleri, ni laurier, ni thym, ni poivre, ni girofle.

Viandes fraîches de toute sorte, grillées ou rôties de préférence, *excepté le porc, l'oie et le canard gras.*

Gibier non faisandé.

Huîtres fraîches.

Poisson frais, *à l'exception de l'anguille et du homard*

Les viandes et poissons salés ou fumés sont interdits

On permettra les œufs frais.

Le chocolat sans aròmates.

Les laitages de toute espèce, *excepté les vieux fromages fermentés.*

Les légumes frais, bien cuits, *à l'exception des asperges, artichauts, cardes et céleri, choucroute, etc.*

Sont interdits encore les crudités : telles que salade, radis, raves, etc, ; les condiments de haut goût, cornichons, piment, moutarde, kary, muscade, safran, le persil, l'ail, les oignons et ciboule.

Les fruits cuits; les compotes et gelées ; les fruits crus bien mûrs sont permis, *à l'exception des groseilles et du melon.*

Tous les aliments seront simplement préparés, *sans épices, sans vinaigre, ni citron* (du sel ou du sucre seulement).

*On évitera les aromates, la vanille sur-
tout.*

Pour boisson : eau pure, eau sucrée,
eau rougie, la petite bière pour les personnes accoutumées depuis longtemps à
cette boisson.

*Les personnes en traitement devront
s'abstenir de vin pur, principalement des
vins capiteux ou mousseux, de cidre, etc..,
de café et de thé,* à moins d'une vieille et
longue habitude ; *et dans ce cas même la
force et la quantité devront en être dimi-
nuées ; enfin, et absolument, elles devront
s'abstenir de toute liqueur spiritueuse*

Exercice au grand air.

Soins personnels.

*Éviter les veillées prolongées, les con-
tentions d'esprit, et toutes les causes
d'excitation ou d'émotions trop vives...*

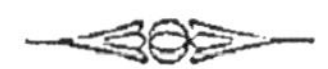

VI

INFLUENCES MORALES.

Le chapitre précédent contient à peu
près toutes les prescriptions qu'on peut
formuler en quelques mots : soit pour
éloigner des malades les influences nuisibles, soit pour les placer eux-mêmes
dans les conditions les plus favorables à
l'action des médicaments.

Mais pour celui qui connaît le cœur de

l'homme, il est d'autres influences bien plus puissantes que les influences matérielles : ce sont les influences morales. Ici, il faudra bientôt faire aveu de l'impuissance de toutes les substances médicamenteuses, atomes ou doses massives, quelle que soit la méthode suivie dans leur administration, si un pouvoir bien autrement grand ne vient à leur aide.

Que de fois n'avons nous pas vu les plus sages prescriptions échouer dans le traitement de la gastrite, de l'ictère, etc.— Et cela parce que le malade était en proie à quelque jalousie profonde, à quelque haine invétérée, à l'une enfin de ces passions déprimantes qui minent sourdement et détruisent les meilleures constitutions. —Mais, qu'au nom d'un Dieu d'amour et de pardon, ce cœur ulcéré se soit ouvert à l'affection, à la charité, bientôt les symptômes les plus menaçants se dissipent, et la paix de l'âme ramène promptement la santé.

Abîmée dans sa douleur, menacée de consomption, que pourraient toutes les prescriptions matérielles pour cette pauvre femme au cœur brisé, si la religion ne vient rendre un peu d'énergie à son âme par l'espérance d'une autre vie, dans laquelle l'ami ne sera jamais éloigné de son ami, dans laquelle le fils ne sera jamais séparé de sa mère.

Ce n'est pas seulement dans les maladies que les secours de la religion montrent leur efficacité ; la religion peut encore prévenir ces mêmes maladies et nous en préserver. Que d'hommes qui ne doivent leur santé et leurs forces qu'à l'influence des sentiments religieux dont une mère tendre et prévoyante avait mis le germe dans leurs jeunes cœurs.

Que la science s'incline donc et ne se considère plus que comme l'auxiliaire de cette puissance du ciel, qui seule peut nous abriter contre le mal, le guérir quand nous en sommes atteints, et qui nous donne encore espérance et résignation lorsque la main de Dieu s'appesantit sur nous.

CONCLUSION.

Avant de finir, un mot encore pour répondre à ceux qui demandent pourquoi, malgré ses succès, l'homœopathie n'est point déjà adoptée par les écoles de médecine et les académies, pourquoi?...

Parce que ce n'est qu'à travers mille obstacles et mille entraves de toute sorte, que la vérité et le progrès peuvent se faire jour sur notre pauvre terre.

Mais, fort heureusement, les décisions des *corps savants* ne sont pas articles de foi. Que de systèmes ils ont acceptés, qui sont aujourd'hui tombés dans l'oubli ; combien de découvertes ils ont repoussées, et dont il a bien fallu plus tard reconnaître le mérite et la valeur !...

Sans rappeler les exemples de COLOMB, GALILÉE, d'HERVEY, etc... Lorsque le quinquina fut apporté en Europe et préconisé comme *fébrifuge-spécifique*, toutes les académies s'émurent, les foudres de la science ne suffisant pas, on en vint à obtenir un arrêt du parlement contre l'*écorce du Pérou*. — Et maintenant, quel est le médecin de cette même école qui proscrivait le quinquina, qui voudrait se priver de son puissant secours.

Lorsque JENNER proposa de substituer la vaccine à l'inoculation de la variole, ne fut-il pas mis, lui et ses sectateurs, au ban de l'humanité ? les accusations les plus graves, même celle d'empoisonnement, lui furent-elles épargnées? Aujourd'hui, pour entrer dans une école de l'état, il faut produire un certificat de vaccine ; et les académies et l'état récompensent à l'envi la propagation de la découverte mise à l'index le siècle dernier.

Que peut donc prouver maintenant, soit l'opinion individuelle de quelques membres de l'Académie de médecine, soit même la décision que cette Académie peut prendre en corps à l'occasion d'une nouvelle doctrine?

Ce que prouvent les deux faits que nous venons de citer entre mille :

A savoir, que sans cesser de respecter comme réunion de talents et d'hommes de mérite, l'Académie de médecine, on peut appeler de ses arrêts :

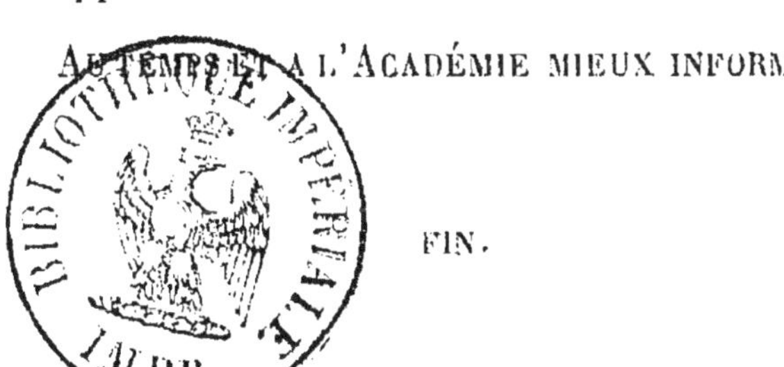

AU TEMPS ET A L'ACADÉMIE MIEUX INFORMÉE.

FIN.

TABLE

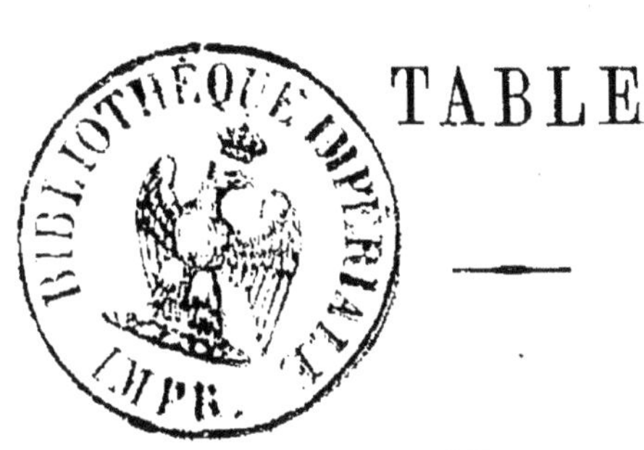

LILLE. — IMP. VANACKERE.

LILLE. IMP. VANACKERE.

9 782014 059113